Paris.—Imprimerie AUGROS, passage du Caire, 87-89.

DE LA GOUTTE

ET DE SA

GUÉRISON RADICALE

PARIS
E. DENTU, LIBRAIRE-ÉDITEUR
PALAIS-ROYAL, 17 ET 19, GALERIE D'ORLÉANS

1865

AVANT-PROPOS

La brochure que je livre à la publicité n'est ni une réclame de médecin ni une diatribe contre le corps médical, « bien que ma méthode soit complétement opposée à celles actuellement en pratique ». Cette brochure est l'exposé net et précis d'une découverte de la plus haute importance pour la santé.

Elle est aussi un loyal appel à la presse et aux personnes intéressées dans la question, pour que la pression de l'opinion publique force l'Académie Impériale de Médecine à sortir du silence qu'elle garde sur cette découverte, depuis environ quatre ans qu'on la lui a soumise et offerte.

H. TERTIAN

Paris, le 5 Septembre 1865.

Qu'on me pardonne de tracer d'abord en peu de mots, ma biographie jusqu'à ce jour :

Je suis né à Eyragues (Bouches-du-Rhône), le 21 octobre 1806. Mon père, honnête artisan de cette ville, ne put, vu sa pauvreté, me faire donner une instruction complète.

Mon oncle et parrain, H. Tertian, médecin distingué (1), voulut, quand j'eus atteint ma quinzième année, me faire embrasser sa carrière. Je l'accompagnai près de trois ans dans ses visites, faisant, d'après ses ordres, les préparations médicamenteuses, ainsi que les pansements. Quoique bien jeune encore, je cherchais à me rendre compte du peu de succès de la médication des ulcères et tumeurs, comme si une voix secrète me disait que je devais trouver un jour le remède pour guérir ces maladies si rebelles; au bout de ces trois ans, voyant l'insuffisance de ce mode de traitement, je jetai le manche après la cognée et j'embrassai la carrière de marin.

Je fis mon congé de sept ans ainsi que suit :

Quatre ans et demi sur la corvette *la Cornélie*.

Deux ans et demi sur la frégate *l'Artémise*.

Libéré du service le 29 septembre 1835, je partis pour l'Amérique six mois après ; j'y demeurai environ onze ans, exerçant la profession de boulanger, et j'y amassai, dans ce laps de temps, une honnête fortune.

Tout en travaillant je me livrais, à mes heures de loisir, aux études et recherches médicales que je n'ai jamais abandonnées.

Ce fut la dernière année de mon séjour sur le continent américain,

---

(1) Voir la biographie des hommes remarquables dans les arts et les sciences, publiée sous la direction de M. Lunel, rue de Richelieu, 19.

que le hasard, qui décide parfois des plus grandes découvertes, me révéla l'existence d'un topique qui pouvait amener une réforme radicale du traitement des ulcères, tumeurs, etc.

Je résolus de consacrer le reste de mes jours, et, s'il le fallait, la fortune acquise à la sueur de mon front, pour consolider ma découverte, qui sera, je l'espère, une des plus précieuses de notre époque.

De retour en France, je me mis à l'œuvre, et n'épargnai ni voyages, ni argent pour arriver au but que je m'étais proposé. Je visitai tour à tour l'Allemagne, l'Italie, l'Angleterre; je fis plusieurs séjours à Paris, je pénétrai dans les hôpitaux, je fis beaucoup d'essais sur des malades ayant subi plus d'un traitement, et partout je vis la même chose : les maladies s'aggraver avec les modes de traitement en vigueur, et céder au contraire comme par enchantement à ma médication.

Après environ treize ans d'études, d'essais et de succès constants, n'ayant plus aucun doute sur l'excellence et l'infaillibilité de ma méthode, je ne voulus pas que l'humanité fût privée plus longtemps d'une découverte intéressant à un si haut point la santé.

Je fis le 15 avril 1861, une pétition à ce sujet au conseil d'État (1).

Le 11 mai, je reçus une réponse qui me renvoyait à S. Exc. le Ministre de l'agriculture, du commerce et des travaux publics.

Le 15 juillet, je déposai audit ministère deux échantillons de ma découverte.

Le 29 juillet, je reçus une réponse du ministre me disant de lui faire parvenir préalablement la recette de ma composition pour la soumettre à l'Académie Impériale de Médecine : ce que je fis, me mettant à la disposition du corps médical pour les expériences (2).

Le 5 août, je reçus une lettre me donnant avis de la transmission à l'Académie.

---

(1) Voir les pièces justificatives.

(2) Je ferai observer que je n'ai envoyé à Son Excellence le Ministre que deux faibles échantillons, me mettant à la disposition du corps médical, avec une grande quantité de poudre pour les expériences; or, cette poudre n'étant pas sortie de mes mains, aucune expérience n'a donc pu être faite.

Le 16 décembre, n'ayant point reçu de réponse, j'écrivis de nouveau.

Le 26 décembre, on me répondit qu'on avait rappelé cette affaire à l'Académie.

N'ayant reçu aucune communication au mois de février 1862, j'adressai une supplique à l'Empereur.

Reçu réponse le 26 février du chef de cabinet, me renvoyant à Son Exc. le Ministre du commerce, etc.

Le 26 mars, je reçus une lettre de Son Exc. le Ministre, me disant qu'il venait de rappeler de nouveau à l'Académie la communication faite le 5 août 1861, insistant auprès d'elle pour avoir une réponse.

Toujours même silence de l'Académie; je demandai une audience à Son Exc. le Ministre, audience accordée pour le 17 mai; je fus reçu par son délégué et trois autres personnes devant lesquelles j'exposai longuement ma découverte, je répondis à toutes les questions qui me furent posées.

Au mois de septembre 1862, n'ayant reçu aucune communication, j'écrivis au ministre pour avoir une solution.

Le 29 septembre, reçu réponse qu'il avait de nouveau rappelé à l'Académie la découverte qu'on lui avait soumise.

L'on peut voir, par l'exposé de ces démarches et la correspondance ministérielle, que je n'ai rien épargné pour arriver à faire profiter le public de ma découverte.

Que pensez-vous maintenant du silence absolu gardé par l'Académie sur une découverte soumise à son examen, et rappelée plusieurs fois à son souvenir par Son Exc. le Ministre en personne? N'est-il pas du devoir d'une compagnie savante de donner son avis sur une chose intéressant à un si haut point la santé?

En présence de ce mutisme obstiné, il ne me reste plus qu'à faire paraître un résumé clair et précis, capable d'être compris de tous, pour que le public, intéressé autant et même plus que moi dans la question, me vienne en aide et me fasse obtenir des séances publiques où, en présence de délégués de l'Académie et de Son Exc. le Ministre du commerce, je puisse prouver, d'une manière authentique et irréfutable, la vérité de ma découverte.

Extrait de la Presse du 17 Août 1864

Signé : Émile de Girardin.

Il convient en général, dit-il, de laisser chacun développer ses idées, fussent-elles extravagantes ; souvent une découverte importante paraît à sa naissance avoir ce caractère ; on la perdrait si l'on donnait des entraves à ses auteurs. Il y a de ceci beaucoup d'exemples, et principalement dans la médecine.

Si ces paroles de notre éminent publiciste servaient de règle de conduite aux chefs des administrations et des corps constitués, que de grandes découvertes, étouffées dans leur germe, auraient vu le jour ; qui peut savoir dans combien d'années se serait produit la mienne, si je m'étais laissé rebuter par les obstacles, si je n'avais eu assez de force de caractère pour travailler dix-sept ans à son perfectionnement, si enfin je n'avais eu une fortune pour m'aider à arriver à une certitude complète.

On n'a qu'à lire attentivement le rapport du docteur Legros Delacroix, placé en tête des pièces justificatives, pour voir combien ma médication est simple et logique ; ma poudre agit sur les humeurs comme l'aimant sur l'acier ; elle attire d'une façon continue hors du corps, les glaires, sérosités, humeurs, causes premières de ces maladies, et les malades, débarrassés de ce foyer d'infection, sont et demeurent radicalement guéris ; coupez les racines d'un arbre, et, quelque grand et fort qu'il soit, il est forcé de périr, ainsi de la maladie ; arrachez-en les racines, et il ne peut plus exister.

Il est impossible que l'on puisse me traiter de plagiaire, car il n'existe ni dans le Codex, ni dans les moyens curatifs employés dans les hôpitaux de France, d'Allemagne et d'Angleterre, rien de semblable à la poudre, dont les échantillons sont déposés au ministère depuis 1861.

Ne trouvez-vous pas que depuis cette époque l'Académie aurait bien pu consacrer quelques heures à l'examen d'un objet de cette importance soumis à son enquête, et ne pouvait-elle sortir de son majestueux silence pour donner un avis quelconque ?

Une découverte est ou n'est pas. Si elle n'est pas, prouvez-le. Mais, si elle est, ne privez pas plus longtemps des masses de malades d'un moyen curatif qui assure la guérison ; vous êtes moralement responsables du mal qui s'aggrave, vous, chargés par le gouvernement d'accueillir, après mûr examen, tout ce qui peut intéresser la santé de l'homme. Vous avez tout en main, vous disposez de tous les moyens, vous seuls avez droit de guérir, c'est bien : la loi le veut ainsi ; mais, si un homme étranger au corps médical fait une découverte immense, et s'il vous la soumet, donnez une réponse.

La meilleure, pour éviter toute équivoque, serait celle-ci : donnez à cet homme de 50 à 100 cas de maladies pour lesquels les moyens actuels ont été impuissants, et quand il les aura guéris sous vos yeux, sous votre contrôle, vous serez bien et dûment convaincus que cet homme n'est pas un empirique, qu'il dit vrai et que sa méthode doit être adoptée.

Je respecte le corps médical qui renferme dans son sein de hautes capacités, des praticiens éminents auxquels je n'ai pas la prétention de m'égaler, je ne veux pas aborder non plus d'autres maladies que celles pour lesquelles ma découverte est un remède souverain. Mais pour la goutte, les ulcères, tumeurs, enfin les maladies externes apparentes, je le dis sans crainte de démenti, je me charge de guérir les cas qui me seront soumis, hors ceux que l'excès de vieillesse, de la maladie ou du malade rendraient incurables.

Un des plus logiques écrivains de notre époque, M. Edmond About, faisait, il y a quelques jours, une charmante critique de l'enseignement médical et de l'exercice de la médecine en France (1). Qu'on me permette d'en citer deux passages :

Le premier a trait au diplôme.

« Le diplôme de médecin français, dit-il, n'a rien perdu de sa vertu première. C'est toujours un firman qui permet à quelques privilégiés de s'ébattre à travers l'existence des hommes, comme un taureau dans la boutique d'un faïencier. Avez-vous le bonnet ? Vous pouvez

(1) Voir le feuilleton de l'*Opinion nationale* du 23 juillet.

tuer impunément dix mille homme. Mais si vous n'avez pas le bonnet, il vous est interdit de guérir votre concierge. Tous les bonnets doctes et vénérables se soulèveront contre vous, et les tribunaux vous condamneront pour exercice illégal de la médecine. Si pourtant j'accepte loyalement la responsabilité de mes bévues, si j'entreprends de guérir le prochain à mes risques ? interdit. L'Etat a fait une grande route, il faut la suivre, etc. »

Le deuxième a trait à l'exercice de la médecine en Amérique :

« Dans la libre Amérique, est-il dit, le médecin est un commerçant, et il s'en fait gloire ; il achète un peu de science par son travail et quelques drogues pour son argent, et il vend le tout aux malades plus ou moins cher, suivant les lois de l'offre et de la demande. On vient chez lui, comme au marché, faire emplette de santé. S'il commet une tromperie ou une bévue, il la paie, etc. »

Il est inutile de commenter ces phrases qui, sous leur forme épigrammatique, contiennent de grandes vérités. Pourquoi la France, qui marche à la tête des nations civilisées, qui est destinée à être un jour le flambeau du monde entier, n'accorde-t-elle pas à ses enfants le droit de produire leur découvertes et d'en profiter, tout en les rendant responsables vis-à-vis des intéressés ?

Aussi mon parti est-il pris ; si, ce que je suis loin de croire, cet appel était sans effet, si l'on ne relevait pas le gant, j'irais, avec la conscience d'avoir fait tout ce qu'il était possible, pour faire profiter ma patrie des bienfaits de ma découverte, j'irais, dis-je, en Angleterre où en Amérique, pays où l'homme peut agir sous la responsabilité de ses actes, responsabilité que j'accepte au lieu de la décliner.

Je vais maintenant consacrer quelques lignes à la goutte, aux ulcères, tumeurs, panaris, etc. Je traiterai à fond de ces maladies, leur origine, de leur formation, de leur croissance, des causes pour lesquelles les traitements actuels sont impuissants à les guérir, dans un volume que je ferai paraître plus tard: qu'il me suffise de dire que toutes ces maladies, prises à leur début, n'existeront plus, si ma méthode est adoptée. Je ne veux pas non plus citer près de 800 certificats et plus de 1200 cures opérées sur des malades ayant déjà subi plusieurs traitements. A quoi bon ? Une découverte aussi vraie que la mienne n'a pas besoin de tant d'escorte. Je tiens néanmoins ces pièces à la disposition de ceux qui voudront les voir.

DE LA GOUTTE

Tous les médecins qui ont traité la goutte sont unanimes pour l'attribuer à la concentration des glaires, humeurs, sérosités et autres sécrétions du corps. Pourquoi donc, connaissant si bien l'origine de cette maladie, ont-ils été jusqu'à présent impuissants pour la guérir? Il est pourtant facile de se rendre compte, qu'en faisant sortir du corps les principes morbides, causes premières de cette maladie, celle-ci est vaincue et ne peut plus exister. La goutte est incurable, dit-on; tel n'est pas mon avis ; elle est pour moi parfaitement guérissable, lorsqu'elle n'est pas compliquée d'une aûtre maladie. J'ai traité des goutteux gardant la chambre et le lit depuis des années entières, et les ai mis sur pied quelquefois avant un mois de traitement.

DES ULCÈRES

Les ulcères, les variqueux surtout, sont à mon sens peut-être plus difficiles à guérir que la goutte, et je crois que les traitements actuels devaient en venir difficilement à bout. En effet, les corps gras, employés pour leur guérison, arrêtent l'écoulement et concentrent à l'intérieur le mal et l'engorgement qui en est la suite ; c'est tout simplement enfermer le loup dans la bergerie. Un liquide ne peut être absorbé par un corps gras. Ce qui fait le mérite de ma découverte, et ce qui peut être compris par tout le monde, c'est que ma poudre attire le virus hors du corps d'une façon continue et énergique ; il est impossible aussi qu'une maladie s'aggrave après mes pansements, elle est forcée de céder à la puissance de l'agent absorbant.

DES PANARIS

Qui de nous ne connaît les tristes effets de ce mal? Des malades sont restés des mois entiers sans pouvoir goûter les douceurs du sommeil; des douleurs à rendre fou en sont parfois le résultat. J'en ai entendu demandant à grands cris un pistolet, pour mettre fin à leurs souffrances. Je n'ai pas opéré de panaris qui n'ait cédé au bout de 6 à 8 jours, et soulagement dès le second. Il faut seulement les panser dix et douze fois par vingt-quatre heures.

DES TUMEURS BLANCHES

Les tumeurs blanches n'arrivent parfois qu'après plusieurs années àl'ankilose. Quelle lacune dans les moyens dont dispose la science. Quoi! vous avez des années pour empêcher une maladie d'arriver à l'incurabilité, et vous ne pouvez la détruire, la faire avorter ou disparaître! Il arrive pour les tumeurs ce qui arrive pour les cancers : si l'on prenait le cancer au début, lorsqu'il n'existe que sous la forme d'un élancement ou d'une glande, combien il serait facile de faire avorter cette terrible maladie! Une femme se plaint-elle d'une douleur au sein, d'un élancement, le médecin croit que ce n'est pas grand chose et prescrit des remèdes insignifiants; pendant ce temps, le mal augmente, s'aggrave, s'empare peu à peu des fibres environnantes, prend de fortes racines et devient un bel et bon cancer. Il devient alors bien difficile et bien long de guérir cet affreux mal. Il en est ainsi des tumeurs et de presque toutes les maladies apparentes, qui commencent par un atôme et finissent par devenir incurables, faute d'un agent pour les faire avorter. Or, par mon traitement, il est impossible qu'une tumeur, prise à temps, devienne ankilosée.

Je ne veux pas m'étendre d'avantage sur ces maladies et sur la manière de les guérir. Je finis cette brochure en disant que les personnes atteintes de la goutte, de tumeurs blanches, et qui voudront se faire traiter par moi en présence de leurs médecins, peuvent s'adresser à mon domicile.

En attendant que l'Académie impériale de médecine donne son avis sur cette découverte qui intéresse à un si haut point l'humanité!

L'auteur, M. H. TERTIAN

Avenue de Lamothe-Piquet, 17

(ÉCRIRE FRANCO).

Paris, le 5 septembre 1865.

RAPPORT DU DOCTEUR LEGROS DELACROIX

Traitement normal et rationnel des plaies, ulcères, tumeurs, panaris, dartres, brûlures, goutte, et tous les engorgements superficiels.

(La variole, la gale, le cancer exceptés)

M. H. Tertian, né à Eyragues (Bouches-du-Rhône), âgé de 58 ans, est l'auteur d'une précieuse découverte qui doit révolutionner la médication des plaies, ulcères, engorgements, etc.

Jusqu'alors, dans les pansements des plaies, on était réduit presque exclusivement aux corps gras, dans lesquels on incorporait des substances médicamenteuses douées de propriétés différentes, pour amener la cicatrisation et la guérison.

Dans la plupart des cas, cette guérison n'avait pas lieu ou se faisait longtemps attendre ; cela tenait à ce que la majeure partie des plaies étant accompagnée d'engorgements des parties voisines, les corps gras, arrêtant l'écoulement de la sécrétion, maintiennent l'engorgement, concentrent à l'intérieur le foyer d'infection et amènent souvent les complications les plus déplorables.

Il fallait donc, pour remédier à tous ces inconvénients, trouver un corps qui agisse en sens inverse, c'est-à-dire qui empêche le liquide sécrété de séjourner sur la plaie, en l'absorbant à mesure qu'il arrive à la surface et en prévienne ainsi la décomposition, et qui puisse dissiper l'engorgement des parties voisines, en attirant incessamment le liquide au dehors, d'une manière continue et énergique.

Ce double effet est produit par la substance découverte par M. Tertian ; en effet, c'est un corps sec, spongieux, pulvérulent et absorbant au suprême degré ; réunissant les meilleures conditions pour être accepté dans la pratique universelle, il existe abondamment, est peu coûteux ; on peut le préparer partout, il est d'une innocuité parfaite et guérit toujours.

Pour que son action ait lieu, il suffit qu'il soit mis en contact avec une surface sécrétant un liquide plus ou moins dense.

Aussi, depuis plus de quinze ans que M. Tertian poursuit ses essais, il n'a jamais échoué, et cela presque toujours dans des maladies réputées incurables et chez des malades abandonnés et ayant subi plusieurs traitements infructueux.

Depuis près de deux ans que j'emploie, avec les conseils et sous les yeux de M. Tertian, ce précieux topique, j'ai été témoin des guérisons les plus extraordinaires.

Les dartres, les brûlures, les scrofules ulcérées, les panaris, tous les engorgements superficiels, cèdent comme par enchantement. Il suffit de pratiquer une issue à la matière pour voir diminuer les tumeurs les plus anciennes. Ce résultat s'obtient au moyen de vésicatoires volants, et dans les tumeurs blanches et les abcès profonds, en y joignant l'emploi du caustique de Vienne.

Les certificats nombreux, les malades guéris et ceux actuellement en traitement, peuvent venir témoigner de l'excellence de la méthode nouvelle.

Plusieurs malades soumis à l'examen de M. Demarquais, chirurgien aussi distingué que consciencieux, viennent de lui être présentés après avoir subi le traitement, et, en constatant leur guérison, il a reconnu l'efficacité de cette méthode.

M. Tertian, qui a toujours provoqué le contrôle de l'homme de science, qui n'a jamais voulu rien faire en dehors des lois, puisqu'il a déposé en août 1861, entre les mains de M. le Ministre de l'agriculture, du commerce et des travaux publics, l'échantillon de sa découverte, voudrait aujourd'hui, tout en se conformant aux lois, et sous l'égide du corps médical, voir son moyen adopté et recueillir ainsi le fruit de sa découverte et la récompense de ses travaux, tout en rendant service à l'humanité.

Le Dr LEGROS DELACROIX

270, Rue Saint-Honoré

12 Mars 1864.

COMMISSION

DES PÉTITIONS

N° 6224

CONSEIL D'ÉTAT

Paris, le 11 mai 1861,

Monsieur,

J'ai l'honneur de vous informer, par ordre de M. le Conseiller d'Etat, président de la commission des pétitions, que la demande adressée par vous à Sa Majesté, à la date du 15 avril 1861, vient d'être renvoyée à Son Excellence le Ministre de l'agriculture, du commerce et des travaux publics, avec les pièces jointes.

Agréez, monsieur, l'assurance de ma considération distinguée.

Le Secrétaire de la Commission des pétitions,

LESAGE

M. TERTIAN, *8, rue Baillet, hôtel de Bourgogne, Paris.*

MINISTÈRE
DE L'AGRICULTURE, DU
COMMERCE
ET DES TRAVAUX PUBLICS

3e Bureau

Remèdes secrets

Paris, le 29 Juillet 1861

MONSIEUR,

J'ai reçu, avec votre lettre du 15 de ce mois, deux échantillons d'une poudre minérale, à laquelle vous attribuez la propriété de guérir les plaies, et que vous me priez de soumettre à l'examen de l'Académie Impériale de Médecine. Je suis disposé à satisfaire à votre demande, mais il est indispensable que vous me fassiez parvenir préalablement la recette de la composition dont il s'agit. L'Académie de Médecine ne pouvant être appelée à donner son avis sur un remède quelconque, sans que la formule lui soit produite.

Je vous invite, en conséquence, à compléter votre envoi dans ce sens.

Recevez, monsieur, l'assurance de ma parfaite considération.

Le Ministre de l'agriculture, du commerce et des travaux publics,

E. ROUHER

M. TERTIAN, *rue des Lions-St-Paul, n° 14, Paris.*

MINISTÈRE
DE L'AGRICULTURE, DU COMMERCE
ET DES TRAVAUX PUBLICS

Paris, le 5 août 1861.

—

Avis de Transmission à l'Académie Impériale de Médecine.

—

MONSIEUR,

Je viens de transmettre à l'Académie Impériale de Médecine, la recette d'une composition médicamenteuse, à laquelle vous attribuez la propriété de guérir les plaies.

Quand j'aurai reçu de l'Académie le rapport dont je lui fais la demande, je vous en communiquerai les conclusions.

Recevez, monsieur, l'assurance de ma parfaite considération.

Pour le directeur en congé :

Le Chef de Bureau,

VAUDREMER

M. TERTIAN, *rue des Lions-St-Paul, n° 14, Paris.*

MINISTÈRE
DE L'AGRICULTURE, DU
COMMERCE
ET DES TRAVAUX PUBLICS

Direction
du Commerce intérieur.

3e Bureau

Remèdes secrets

Paris, le 26 décembre 1861.

MONSIEUR,

J'ai reçu votre lettre du 16 de ce mois, au sujet d'un remède présenté à l'Académie Impériale de Médecine et auquel vous attribuez la propriété de guérir les plaies.

Je rappelle aujourd'hui cette affaire à l'Académie et j'espère pouvoir vous notifier prochainement l'avis de cette compagnie savante.

Recevez, monsieur, l'assurance de ma considération.

Le Ministre de l'agriculture, du commerce et des travaux publics,

E. ROUHER

M. TERTIAN, *rue des Lions-St-Paul, n° 14, Paris.*

Cabinet de l'Empereur

—

Le chef du cabinet de l'Empereur a l'honneur de prévenir M. Tertian que sa demande de découverte d'une poudre minérale a été renvoyée, par ordre de Sa Majesté, à l'examen de Son Excellence le Ministre de l'agriculture, du commerce et des travaux publics.

Palais des Tuileries, le 26 Février 1862.

M. TERTIAN, 6, *rue des Marmousets (Cité), Paris.*

MINISTÈRE
DE L'AGRICULTURE, DU
COMMERCE
ET DES TRAVAUX PUBLICS

—

3e Bureau

—

Remèdes secrets

—

Paris, le 26 mars 1862.

MONSIEUR,

Sa Majesté l'Empereur m'a fait remettre, comme rentrant dans mes attributions, la supplique que vous avez eu l'honneur de lui adresser, le 21 février dernier, au sujet d'une préparation à laquelle vous attribuez la propriété de guérir les plaies.

Je viens de rappeler itérativement à l'Académie Impériale de Médecine, la communication que je lui ai faite, le 5 août dernier, de la composition dont il s'agit, et j'insiste auprès de cette compagnie savante pour qu'elle me fasse parvenir, sans aucun retard, le rapport que je lui ai demandé à ce sujet. Je ne doute pas qu'elle ne me mette à même de vous faire connaître très-prochainement son avis.

Recevez, monsieur, l'assurance de ma considération.

Le Ministre de l'agriculture, du commerce et des travaux publics,

E. ROUHER

M. TERTIAN, *6, rue des Marmousets (Cité), Paris.*

MINISTÈRE
DE L'AGRICULTURE, DU COMMERCE
ET DES TRAVAUX PUBLICS

Cabinet du Ministre.

Paris, le 12 mai 1862.

MONSIEUR,

Monsieur le Ministre de l'agriculture, du commerce et des travaux publics, a pris connaissance de la lettre que vous lui avez adressée le 9 du courant.

Ses occupations multipliées ne lui permettant pas de vous accorder en ce moment l'audience que vous lui demandez, il m'a chargé de vous recevoir et de lui rendre compte de l'objet dont vous auriez désiré l'entretenir personnellement.

Conformément aux ordres de M. le Ministre, je serai à votre disposition le samedi 17 courant, à 10 heures du matin.

Recevez, monsieur, l'assurance de ma considération distinguée.

Le Chef du cabinet,

C. ROUHER

M. TERTIAN, *6, rue des Marmousets (Cité), Paris.*

MINISTÈRE

DE L'AGRICULTURE, DU COMMERCE ET DES TRAVAUX PUBLICS

3e Bureau

Remèdes secrets

Paris, le 23 septembre 1862.

MONSIEUR,

Je viens de rappeler de nouveau à l'attention de l'Académie Impériale de Médecine la communication qui lui a été faite d'une poudre médicamenteuse, à laquelle vous attribuez la propriété de guérir diverses affections.

Les nombreux travaux de l'Académie ne lui ont sans doute pas permis, jusqu'à ce jour, de produire le rapport qui lui a été demandé à ce sujet ; mais j'espère que, malgré ses occupations multipliées, cette compagnie savante sera en mesure de me faire connaître très-prochainement son avis, qui vous sera notifié immédiatement.

Recevez, monsieur, l'assurance de ma parfaite considération.

Le Ministre,

E. ROUHER

M. TERTIAN, *au Château-Bertholet, à Arcueil, près Paris.*

www.ingramcontent.com/pod-product-compliance
Ingram Content Group UK Ltd.
Pitfield, Milton Keynes, MK11 3LW, UK
UKHW032032260826
14628UKWH00006B/2913

9 782019 651664